# DIETA VEGANA

Piano Alimentare Per Dimagrire

(Adotta Uno Stile Di Vita Sano E Vegano)

**Vinny Kes**

I0082370

Traduzione di Daniel Heath

© **Vinny Kes**

**Todos os direitos reservados**

*Dieta Vegana: Piano Alimentare Per Dimagrire (Adotta Uno
Stile Di Vita Sano E Vegano)*

ISBN 978-1-989837-13-9

# TERMINI E CONDIZIONI

# INDICE

# Parte 1

Pancakes al cioccolato e arachidi energizzanti

***Valore nutrizionale***

***(2 porzioni)***

*Calorie a porzione: 286*

*Proteine: 33g*

*Carboidrati: 16g*

*Grasso: 10g*

**Ingredienti:**

Polvere proteica al cioccolato, 1 cucchiaiata

Burro d'arachidi, 1 cucchiaio

Albumi, 1 tazza

Farina di cocco cruda, 2 cucchiai

**Istruzioni:**

Prendi un recipiente poco profondo; metti tutti gli ingredienti per fare la pastella.

Metti la pastella in una padella oliata e cucinala come le frittelle.

Servire quando sono cotti a puntino.

**Waffle proteici energizzanti**

***Valore nutrizionale***

*Calorie a porzione: 314*

*Proteine: 37g*

*Carboidrati: 28g*
*Grassi: 5g*

**Ingredienti:**
Albumi, 4
Polvere proteica alla vaniglia, 1 cucchiaiata
Fiocchi d'avena, 40 g
Lievito in polvere, 1 cucchiaio
Stevia, ½ cucchiaio

**Istruzioni:**
Mescola tutti gli ingredienti nel frullatore.
Metti la miscela in una piastra elettrica per crepes e cuocila adeguatamente.
Servire quando è pronto.

**Sorpresa alla cannella**

**Valore nutrizionale**
*Calorie a porzione: 244*
*Proteine: 47g*
*Carboidrati: 7g*
*Grassi: 4g*

**Ingredienti:**
Polvere proteica al cioccolato, 2 cucchiaiate
Cannella, 1 cucchiaio

Acqua, 1 tazza
Ghiaccio, 1 tazza

**Instructions:**
Mescolare tutti gli ingredienti nel frullatore fino a diventare denso e poi servire


## Fungo rinvigorente con Tofu e Quinoa
### *Valore nutrizionale*
*(2 porzioni)*
*Calorie a porzione: 366g*
*Proteine: 20g*
*Carboidrati: 40g*
*Grassi: 14g*

**Ingredienti:**
Cappello di fungo champignon, sciacquato e seccato, 2 larghi
Quinoa, cotta, ½ tazza
Spinaci novelli, ½ tazza
Cavolo riccio, ½ tazza
Tofu solido, ben sbriciolato, 225 g
Pomodoro ciliegino, tagliato, 2
Cipolla, tagliata a dadini, ½ pezzo

Mozzarella, magra e triturata, 1 cucchiaio
Olio d'oliva, ½ cucchiaio
Paprika, ¼ cucchiaio
Spicchio d'aglio, fettato sottile e sminuzzato, 1
Cipolla in polvere, ¼ cucchiaio
Cumino, ¼ cucchiaio
Sale e pepe a piacere

**Istruzioni:**
Preparare il forno a temperatura alta.
Disporre cipolla, cavolo e tofu in una casseruola con uno strato di olio caldo e saltare per circa 4 minuti o finché la cipolla si è ammorbidita.
Aggiungere quinoa, pepe, sale e spezie e saltare per un altro paio di minuti.
Adesso disporre i funghi su un letto di lievito in polvere appena ingrassato con olio d'oliva; impilare i cappelli dei funghi con i pomodori tagliati, mozzarella, spinaci e la mistura di quinoa.
Cuocere per circa 6 minuti e servire caldo.

### Sorpresaveloce al fagiolo nero
_Valore nutrizionale_

*(2 porzioni)*
*Calorie a porzione: 550*
*Proteine: 25g*
*Carboidrati: 90g*
*Grassi: 10g*

**<u>Ingredienti:</u>**
Fagioli marroni, cotti, ½ tazza
Quinoa, cotta, ½ tazza
Grano, cotto, ¼ tazza
Olive nere, una manciata
Fagioli neri, cotti, ⅓ tazza
Avocado, tagliato, ¼ pezzo
Yogurt greco, senza grassi, 2 cucchiai
Salsa, 2 cucchiaiate
Salsa piccante a piacere

**<u>Istruzioni:</u>**
Prendere un recipiente poco profondo; aggiungere tutti gli ingredienti e frustare per mescolarli adeguatamente prima di servire.

**Lasagna vegana rinvigorente**
***<u>Valore nutrizionale</u>***

*(2 porzioni)*
*Calorie a porzione: 355*
*Proteine: 20g*
*Carboidrati: 50g*
*Grassi: 15g*

**Ingredienti:**
Tofu morbido, ½ confezione
Tofu solido, ½ confezione
Spaghetti Lasagna, ½ scatola, circa150 g
Spinaci novelli, circa 280 g
Latte di mandorla, 4 cucchiai
Aglio in polvere, ¼ cucchiaio
Succo di limone, ½ limone
Basilico, tagliato, 1 ½ cucchiaio
Pomodori, tagliato e in scatola, 3 tazze
Pepe nero a piacere
Melanzana, tagliata a cubetti, 1
Sale, ½ cucchiaino

**Istruzioni:**
Mettere sale, succo di limone, basilico,
latte di mandorla, aglio in polvere, tofu
solido e morbido in un robot da cucina e
frullare finché morbido.
Metteremelanzana e spinaci.

Mettere succo di pomodoro (1 tazza) sul fondo della pentola; aggiungere ⅓ di spaghetti e la stessa quantità di mistura di tofu.

Fare gli stessi strati finché non si finiscono gli ingredienti e aggiungere salsa piccante alla fine.

Cuocere per circa 8 ore a fuoco basso o finchè gli spaghetti sono adeguatamente cotti prima di servire.

## Fajita con fagioli neri e fiocchi di latte rinvigorente

### *Valore nutrizionale*

*(2 porzioni)*

*Calorie a porzione: 412*

*Proteine: 25g*

*Carboidrati: 60g*

*Grassi: 8g*

### Ingredienti:

Fagioli neri, sciacquati e cotti, 1 tazza

Fagioli Cannellini, cotti, ½ tazza

Fagioli rossi, cotti, ½ tazza

Peperone verde, tagliato, 1

Peperone giallo, tagliato, 1

Cipolla, tagliata, 1
Pomodoro, tagliato, 1
Fiocchi di latte, ½ tazza
Condimento Fajita, 1 confezione
Tortilla di farina, 4Salsa to taste
Olio d'oliva, 2 cucchiai

**Istruzioni:**
Salta peperoni e cipolla in un piatto da forno coperto di olio d'oliva riscaldato per circa 4 minuti.
Mescolare e non cuocere troppo.
Aggiungere fagioli neri e cuocere a 120°C.
Nel frattempopreparareglialtri ingredient:
Tagliare pomodori a cubetti e mettere da parte.
Scaldare leggermente le tortillas al microonde.
Dopo aver assemblato lefajita, servire.


**Burger veganorinvigorente**
*Valore nutrizionale*
*(1 porzione)*
*Calorie a porzione: 162*
*Proteine: 26g*

*Carboidrati: 40g*
*Grassi: 13g*

**Ingredienti:**
Porzione di Tempeh, solido, circa 110 g
Fiocchi di peperoncino rosso, 1 cucchiaino
Salsa Sriracha, ½ cucchiaio
Peperone rosso, tagliato a cubetti, 1
Cipolla rossa, piccola, ¼
Spinaci novelli, una manciata
Salsa Teriyaki, ½ cucchiaio
1 intero panino di grano

**Istruzioni:**
Marinare tempeh nella salsa teriyak, fiocchi di pepperoncino rosso e salsa sriracha.
Saltare cipolla finché si ammorbidisce.
Grigliare tempeh per circa 8 minuti.
Mettere tempeh nel panino; aggiungere peperoni a cubetti, spinaci e cipolle.Chiudereil panino e servirecaldo.

### Involtini di tofu e lattuga
***Valore nutrizionale***
*(2 porzioni)*

*Calorie a porzione: 190*
*Proteine: 18*
*Carboidrati: 12*
*Grasso: 10*

## Ingredienti:
Tofu, spezzettato, ½ confezione
Foglia di lattuga, 1 testa
Cipolla, tagliata in piccolo pezzi, ½ pezzo
Peperone rosso, tagliato, ½ pezzo
Aglio, tagliato, ½ cucchiaio
Olio d'oliva, ½ cucchiaio
Salsa di soia, ½ cucchiaio
Zenzero in polvere, ½ cucchiaino
Cipolla in polvere, ½ cucchiaino
Aglio in polvere, ½ cucchiaino

## Istruzoni:
Saltare peperone rosso, cipolla e tofu in una padella coperta con olio d'oliva riscaldato per circa 4 minuti a fuoco medio.

Aggiungere le restanti spezie, come la salsa di soia e lasciar cuocere per altri 2 minuti.

Sistemare la mistura di tofu sulle foglie di lattuga e servire.

## Burger vegani con fagioli neri rinvigorente

### *Valore nutrizionale*

*(2 porzioni)*
*Calorie a porzione: 337*
*Proteine: 18g*
*Carboidrati: 55g*
*Grasso: 11g*

### Ingredienti:
Cipolla, tagliata a fette, ½ pezzo
Fagioli neri, ben drenati, 2 barattoli
Farina, ½ tazza
Pane, sbriciolato, 1 fetta
Sale stagionato, ½ cucchiaio
Cipolla in polvere, 1 cucchiaio
Aglio in polvere, 1 cucchiaio
Sale e pepe a piacere
Olio d'oliva, 1 cucchiaino

### Istruzioni:

Saltare cipolle per circa 4 minuti finché trasparenti.

Prendere un recipiente basso; triturare fagioli finché diventano morbidi, aggiungere aglio in polvere, cipolla in polvere, pane e sale stagionato e poi frustare per mescolare adeguatamente.

Aggiungere 2 cucchiaini di farina finché la mistura si addensa.

Fare tortini di circa 1/1,50 cm e friggere con olio d'oliva scaldato fino a farli diventare Dorati.

Servirei burger.

## Strisce di seitan piccanti

### *Valore nutrizionale*

*(4 porzioni)*

*Calorie a porzione: 138*

*Proteine: 20g*

*Carboidrati: 10g*

*Grasso: 2g*

**Ingredienti:**

Seitan, tagliato, 340 g

Cipolla in polvere, 1 cucchiaino

Peperoncino di Cayenna, 1 cucchiaio
Aglio in polvere, 2 cucchiaini
Salsa piccante, ½ tazza
Spinaci novelli, 1 tazza
Margarina, sciolta, ⅓ tazza
Olio d'oliva, 2 cucchiai

**Istruzioni:**
Friggereil seitan (rivestito con aglio in polvere e cipolla in polvere) in olio caldo per circa 6 minuti a fuoco medio.

Prendere un recipiente; aggiungeremargarinasciolta e salsa piccante e mescolare.

Mettere il seitan in un recipiente; livellare con il cucchiaio e servire sugli spinaci novelli.

## Feta e Champignon ripieni d'orzo rinvigorenti

***Valore nutrizionale***
*(2 porzioni)*
*Calorie a porzione: 322*
*Proteine: 25*
*Carboidrati: 33*

*Grassp: 10*

## Ingredienti:
Funghi Champignon, 4 larghi
Quinoa, cotta, ½ tazza
Formaggio feta, triturato, 113 g
Peperoni rossi, tagliati a fette, ⅓ tazza
Pomodoro, tagliato a fette, 1
Acqua, 1 ½ tazza
Cetriolo, tagliato a fette, ⅓ tazza
Cipolle verdi, tagliate, ¼ tazza
Olio d'oliva, 4 cucchiaini
Mostarda, 1 cucchiaio
Aceto bianco, 1 cucchiaio
Sale, 1 ¼ cucchiaino
Pepe, ½ cucchiaino

## Istruzioni:
Prendere un recipiente; aggiungere aceto, mostarda, cipolla verde, cetriolo, feta, peperone rosso e quinoa e mescolare adeguatamente.
Mettere funghi champignon su una teglia ingrassata con olio d'oliva.

Take a bowl; add vinegar, mustard, green onion, cucumber, feta, bell pepper as well as cooked quinoa and combine properly.

Arrange portabello mushrooms onto olive oil greased baking sheet.

Riempire i cappelli dei funghi con il mix di quinoa.

Cuocere per circa 5 minuti prima di servire.

## Quinoa di proteine rustiche all'aglio

### *Valore nutrizionale*

*(3 porzioni)*

*Calorie a porzione: 292*

*Proteine: 15g*

*Carboidrati: 40g*

*Grasso: 8*

### Ingredienti:

Mozzarella, ¼ tazza

Fagioloni, cotti, ½ tazza

Quinoa, cruda, 1 tazza

Brodo vegetale, 2 tazze

Cipolla gialla, tagliata a cubetti, 1 pezzo

Aglio, sminuzzato, 4 spicchi

Salt, ¼ cucchiaino

**Instructions:**
Friggere cipolla e aglio in una padella con burro fuso a fuoco basso fino ad ammorbidirsi.
Aggiungerebrodovegetale e quinoa.
Coprire la padella con un coperchio e cuocere a fuoco lento per circa 20 minuti o finché il liquido sia assorbito. Aggiungere il sale e servire con fagioli e mozzarella.

## Pomodori seccati al sole e Penne alle noci

*Valore nutrizionale*

*(4 porzioni)*
*Calorie a porzione: 375*
*Proteine: 20*
*Carboidrati: 40*
*Grasso: 15*

**Ingredienti:**
Pasta integrale, 225 g
Spicchi d'aglio, triturati, 2
Noci, affettate grossolanamente, ⅓ tazza

Pomodori seccati al sole, drenati e tagliati a fette, sott'olio, ¾ tazza
Olio d'oliva, 2 cucchiai
Basilico, 1 cucchiaio
Mozzarella, magra, 115 g
Sale, 1 pizzico

**Instructions:**
Cuocere la pasta.
Nel frattempo, preparare la salsa.
Prendere un recipiente; aggiungere olio, mozzarella, basilico, pomodori secchi e aglio e mescolare.
Scolare la pasta.
Mettere la pasta nel sugo; lasciare per qualche istante e servire.

### Sandwich vegetariano
*Valore nutrizionale*
*(1 porzione)*
*Calorie a porzione: 570*
*Proteine: 26g*
*Carboidrati: 70g*
*Grasso: 22g*

## Ingredienti:
Hummus, 4 cucchiai
Semi di chia, 2 cucchiai
Spinaci novelli, una manciata
Avocado, tritato, ¼
Pomodoro, 1 fetta
Pane integrale, 2 fette

## Istruzioni:
Stendere l'hummus su un lato della fetta di pane con l'aiuto di un cucchiaio. Posizionare lattuga, avocado, pomodoro e chiudere il panino con l'altra fetta prima di servire.

## Formaggio, frutta e spinaci fusi
### *Valore nutrizionale*
*(2 porzioni)*
*Calorie a porzione: 395*
*Proteine: 22*
*Carboidrati: 43*
*Grasso: 15g*

## Ingredients:
Pane integrale, 4 fette

Mela, tritata, 1
Formaggio, magro e grattuggiato, 115 g
Mostarda, ¼ tazza
Spinaci, ¼ tazza

**Istruzioni:**
Spargere la mostarda sulle fette di pane.
Aggiungere mela, spinaci e formaggio sulla fetta e chiudere il panino con l'altra.
Grigliare il panino in una padella coperta con lo spray da cucina per circa 5 minuti o finché il formaggio non si fonde a fuoco medio.
Lasciare per un po' prima di servire.

### Infusione di quinoa e ceci
*Valore nutrizionale*
*(3 porzioni)*
*Calorie a porzione: 305*
*Proteine: 15*
*Carboidrati: 50*
*Grassp: 5*

**Ingredienti:**
Ceci, 1 barattolo
Olive, tagliate, una manciata

Quinoa, sciacquata, 1 tazza
Pomodori, tagliati, 395 g
Brodo vegetale, 1 tazza
Zucchine, tagliate a dadini, 2 pezzi
Aglio, tagliato, 2 spicchi
Cipolla, tagliata a cubetti, ½ pezzo
Cipolla rossa, tagliata a cubetti, 1
Origano, 1 cucchiaino
Basilico, 1 cucchiaino
Timo, 1 cucchiaino

**Istruzioni:**
Aggiungere zucchine, aglio e cipolla in una padella e friggere per un po'.
Aggiungere pomodori più avanti e cucinare per circa 5 minuti.
Travasare brodo e bollire.
Aggiungere ceci e quinoa, coprire con un coperchio e lasciar cucinare per circa 15 minuti a fuoco lento.
Separare dalla padella e servire caldo.

## Tofu di chili titanico
### *Valore nutrizionale*
*(1 porzione)*

*Calorie a porzione: 329*
*Proteine: 30*
*Carboidrati: 10*
*Grasso: 19*

## Ingredienti:
Tofu solido, drenato e diviso equamente in 4 pezzi, circa 225 g
Aceto, 1 cucchiaio
Salsa di soia, 1 cucchiaio
Salsa chili piccante, ½ cucchiaino
Zenzero, tritato, ½ cucchiaino
Sale, ½ cucchiaino
Pepe nero, 1 pizzico

## Istruzioni:
Prendere un recipiente poco profondo; aggiungere zenzero, salsa chili, salsa di soia e aceto e mescolare.
Spruzzare pepe e sale.
Cucinare il tofu in una padella per circa 6 minuti a fuoco medio.
Aggiungere il mix di salsa di soia e cucinare per circa 30 altri secondi, mescolare frequentemente.
Sistemare sui piatti e servire.

# Bistecche di tofu rinvigorenti

**_Valore nutrizionale_**

*(2 porzioni)*
*Calorie a porzione: 315*
*Proteine: 30*
*Carboidrati: 15*
*Grasso: 15*

## Ingredienti:

Tofu extra solido, 340 g
Aglio in polvere, 2 cucchiaini
Acqua, 2 tazze
Coriandolo, 2 cucchiaini
Chili in polvere, 2 cucchiaini
Salsa Tamari, ½ tazza

## Istruzioni

Fare una fetta diagonale di tofu di 7 grammi.
Prendere un recipiente; mettere tutti gli ingredienti e mescolare.
Travasare il mix in triangoli; lasciar marinare per circa un'ora, chili in frigo e servire accanto al riso.

# Hummus di guacamole rinvigorente

*Valore nutrizionale*

*(3 porzioni)*

*Caloriesa porzione: 250*

*Proteine: 10g*

*Carboidrati: 30g*

*Grasso: 10g*

## Ingredient:

Ceci, 1 barattolo

Avocado, 1

Jalapeno, 1

Tabasco, ½ cucchiaino

Salsa Tahina, 1 cucchiaio

Coriandolo, tagliato a fette, ¼ tazza

Succo di lime da 1 lime

## Istruzioni:

Aggiungere tutti gli ingredienti in un robot da cucina e frullare bene prima di servire.

# Hummus Ranch Forte

*Valore nutrizionale*

*(4 porzioni)*

*Calorie a porzione: 130*

*Proteine: 10g*
*Carboidrati: 19g*
*Grassi: 1*

**Ingredienti:**
Ceci, 1 barattolo
Prezzemolo, secco, 1 cucchiaino
Aneto secco, 1 cucchiaino
Salsa Tahina, 13 tazze
Spicchio d'aglio, 1
Yogurt greco, 13 tazze

**Instructions:**
Nel robot da cucina; frullare tutti gli ingredient bene per mescolarli prima di servire.


## Insalata di patate magra
### *Valore nutrizionale*
*(4 porzioni)*
*Calorie a porzione: 192*
*Proteine: 9g*
*Carboidrati: 30g*
*Grasso: 4g*

## Ingredienti:
Patate bianche, tagliate a pezzettini, grandi circa 450 g
Yogurt, magro e drenato, 225 g
Maionese, 2 cucchiai
Cipolla rossa, tagliata fina, ¼ tazza
Sale e pepe a piacere

## Istruzioni:
Bollire patati in acqua bollente finché morbide e lasciarle da parte a freddare.
Prendere un recipiente; aggiungere cipolla rossa, condimenti, anche lo yogurt e la maionese, e frustare per mescolare.
Aggiungere le patate e mescolareadeguatamente.
Lasciar freddare in frigo prima di servire.

## Super guacamole e quinoa alla cipolla rossa
### *Valore nutrizionale*
*(1 porzione)*
*Calorie a porzione: 329*
*Proteine: 9*
*Carboidrati: 44*

*Grasso: 28*

## Ingredienti:
Avocado, tagliato a cubetti, 1
Quinoa, cotta, ¼ tazza
Pomodoro, a fette, ½ tazza
Cipolla rossa, a fette, ¼ tazza
Lime, 1
Coriandolo, a fette, 2 cucchiao
Sale, 1 pizzico
Pepe nero, 1 pizzico
Cumino, 1 pizzico

## Instructions:
Prendere un recipiente basso; aggiungere coriandolo, cipolla rossa, pomodoro, avocado e quinoa e mescolare.
Aggiungerespezie e il lime alla fine.
Lasciare in frigo prima di servire.


## Quinoa allenoci e mirtilli
### *Valore nutrizionale*
*(1 porzione)*
*Calorie a porzione: 593*
*Proteine: 16*

*Carboidrati: 84*
*Grasso: 23*

**Ingredienti:**
Quinoa, cotta, ½ tazza
Noci, ½ tazza
Mirtilli, ½ tazza
Cannella da spolverare
Miele, 2 cucchiaini
**Istruzioni:**
Prendere un recipiente; usando un cucchiaio, mescolare tutto prima di servire.

**Fagioli verdi gourmet**
***Valore nutrizionale***
*(4 porzioni)*
*Calorie a porzione: 270*
*Proteine: 4g*
*Carboidrati: 15g*
*Grasso: 2g*

**Ingredienti:**
Fagioli verdi, Green beans, 450 g
Olio d'oliva, 2 cucchiaini
Peperone rosso, tagliato a strisce, 1

Peperone giallo, tagliato a strisce, 1
Pepe rosso, fiocchi, ½ cucchiaino
Aglio, a fette sottili, 1 spicchio
Olio di sesamo, 1 cucchiaino
Sale, ½ cucchiaino
Pepe nero, ¼ cucchiaino
Cipolla in polvere, ½ cucchiaino

## Istruzioni:

Fare piccoli pezzetti di fagioli.

Lasciarli cuocere in acqua bollente in una pentola per circa 4 minuti o finché non si ammorbidiscono.

Drenare e lasciarli in acqua fredda.

Friggere i peperoni in una padella coperta con olio d'oliva caldo a fuoco medio.

Friggere finché morbidi.

Aggiungere olio di sesamo, cipolla in polvere, pepe, sale, fiocchi di peperoncino, aglio e alla fine fagioli.

Distribuire equamente le spezie e servire caldo.

# Uova ripiene di protein e insalata di fagioli

## *Valore nutrizionale*

*(8 porzioni)*
*Calorie a porzione: 366*
*Proteine: 15g*
*Carboidrati: 30g*
*Grasso: 14g*

## Ingredienti:

Fagioli neri, sciacquati e secchi, 425 g
Fagioli cannellini, sciacquati e secchi, 325 g
Fagioloni, sciacquati e secchi, 450 g
Uova, bollite e tagliate, 6
Sedano, a fette, 1 tazza
Cipolla, a fette, ½ tazza
Olive, tagliate, ¼ tazza
Salsa di peperoncino piccante, 3 cucchiaini
Sale, ½ cucchiaino
Pepe, ¼ cucchiaino
Condimento per insalata, ½ tazza
Maionese, magra, ½ tazza

## Istruzioni:

Prendere i fagioli; drenarli, sciacquarli e drenarli di nuovo.

Prendere un recipiente; aggiungere fagioli, condiment, cipolle, olive, sedano e mescolare adeguatamente. Lasciarriposare in frigo per circa 2 ore.

Una volta ripreso dal frigo, aggiungere uova e maionese.

Triturare i fagioli prima di servire.

## Insalata di grano bulgur, feta e quinoa

***Valore nutrizionale***

***(4 porzioni)***

*Calorie a porzione: 350*

*Proteine: 15g*

*Carboidrati: 50g*

*Grasso: 15g*

**Ingredienti:**

Grano bulgur, crudo, ½ tazza

Quinoa, cotta, ½ tazza

Ceci, drenati, 425 g

Formaggio feta, sminuzzato, ¾ tazza

Pomodori ciliegini, a fette, 2 tazze

Pesto, ¼ tazza

Succo di limone, 3 cucchiai

Prezzemolo, triturato, 2 cucchiai

Sale nero, ¼ cucchiaino
Cipolla verde, sminuzzata, ⅓ tazza
Acqua bollente, 2 tazze

**Istruzioni:**
Prendere un recipiente: mescolare acqua bollente con grandobulgur.
Coprire e lasciare da parte per mezz'ora prima di drenare.
Aggiungere pesto e succo di limone; mescolare con un cucchiaio.
Prendere un recipiente basso; aggiungere prezzemolo, pepe, ceci, cipolla verde, pomodoro, feta, quinoa, bulgur e il mix di pesto e mescolare tutto.
Far saltare ancora per mescolare bene prima di servire.

## Yogurt Greco pieno di protein con miele e mandorle

**_Valore nutrizionale_**
*(1 porzione)*
*Calorie a porzione: 451*
*Proteine: 44g*
*Carboidrati: 33g*

*Grasso: 19g*

## Ingredienti:
Yogurt greco, 225 g
Polvere proteica alla vaniglia, 1 cucchiaiata
Mandorle tostate, ¼ tazza
Miele, 1 cucchiaino

## Istruzioni:
Prendere un recipiente basso; mescolare tutti gli ingredienti insieme, preparare gli snack e servire.

## Hummus al burro di mandorle energizzante

### *Valore nutrizionale*
*(4 porzioni)*
*Calorie a porzione: 308*
*Proteine: 19g*
*Carboidrati: 27*
*Grasso: 16g*

## Ingredienti:
Burro di mandorle, croccante, ⅓ tazza
Ceci, 1 barattolo
Olio d'oliva, 2 cucchiai

Limone, solo il succo di metà frutto

Spicchiod'aglio, 1

**Istruzioni:**
Nel robot da cucina; aggiungere tutti gli ingredient e frullare finché non è morbido prima di servire in scodelle.

## Formaggio feta e olive rinvigorenti

*Valore nutrizionale*

*(1 porzione)*

*Calorie a porzione: 305*

*Proteine: 24g*

*Carboidrati: 9g*

*Grasso: 18g*

**Ingredienti:**
Formaggio feta, 113g

Olive Kalamata, 11

**Istruzioni:**
Fare piccolo cubi di formaggio feta tagliandolo. Accoppiare con ogni cubetto un'oliva prima di servire.

# Pancackepotenziati al cocco

*Valore nutrizionale*

*(2 porzioni)*
*Calorie a porzione: 323*
*Proteine: 22g*
*Carboidrati: 25g*
*Grasso: 15g*

**Ingredienti:**
Albumi, ¼ tazza
Farina di cocco, 2 cucchiai
Cannella, 1 cucchiaino
Polvere proteica alla vaniglia, 1 cucchiaiata
Banana, a cubetti, 1
Noci, una manciata
Mandorle, una manciata
Cannella, 1 bastoncino
Miele, 2 cucchiai

**Istruzioni:**
Mescolare tutti gli ingredient con un robot da cucina.
Travasare la pastella in una padella e cucinarla per circa 2 minuti a fuoco medio.

Girare e cuocere per un altro mezzo minuto.

Fare la stessa cosa per la rimanente pastella e servire deliziosi pancakes.

## Pancakes strappati e pronti

### *Valore nutrizionale*

*(1 porzione)*

*Calorie a porzione: 315*

*Proteine: 19g*

*Carboidrati: 35g*

*Grasso: 11*

### Ingredienti:

Farina senza glutine, ⅓ tazza

Albumi, 4

Lievito in polvere, ½ cucchiaino

Mirtilli, 1 cucchiaio

Noci, 1 cucchiaio

### Istruzioni:

Frullare tutti gli ingredienti in un robot da cucina per fare la pastella.

Travasare la pastella in una padella e cuocerla per circa due minuti a fuoco medio.

Girare e cuocere per circa un altro mezzo minuto.

Fare la stessa cosa per la restante pastella e servire deliziosi pancakes.


## Uova in camicia con super spinaci e cavolo

### *Valore nutrizionale*

*(2 porzioni)*
*Calorie a porzione: 170*
*Proteine: 15g*
*Carboidrati: 5g*
*Grasso: 10g*


### Ingredienti:

Uova, grandezza media, 4
Cavolo, a cubetti, 1 mazzo con lo stelo rimosso
Spinaci novelli, 1 mazzo
Olio d'oliva, 1 cucchiaio
Aceto, 1 cucchiaio
Spicchi d'aglio, a fette sottili e tritato, 1

Sale e pepe

**Istruzioni:**
Saltare l'aglio in una padella coperta con olio d'oliva scaldato a fuoco medio.

Mettere dentro il cavolo e saltare per altri 3 minuti o finché afflosciato.

Disporre sul piatto e lasciare da parte.

Rompere le uova in 1 cucchiaio di acqua d'aceto e lasciar cuocere per circa 3 minuti.

Separare le uova e stenderle come guarnizione sugli spinaci novelli e sul cavolo.

Sale e pepe e servire.

## Veggie Burrito

### *Valore nutrizionale*

*(3 porzioni)*

*Calorie a porzione: 350*

*Proteine: 25g*

*Carboidrati: 40g*

*Grasso: 10g*

**Ingredienti:**

Uova, grandezza media, leggermente sbattute, 3
Olio d'oliva, 1 cucchiaino
Tortillas di farina, integrale, 2
Cipolla bianca, a fette sottili, ½
Fagioli misti, ½ barattolo
Sale e pepe, 1 pizzico
Ketchup, 1 cucchiaio
Yogurt, 1 cucchiaio
Peperoncino di Cayenna, 1 cucchiaino

# Parte 2

## Introduzione

Questo e-book è stato scritto per aiutarti a scegliere tra una varietà di ricette vegane che possono aiutarti a perdere peso continuando comunque a sentirti pieno di energia.

Questo e-book tratta gli argomenti sotto le seguenti voci;

Ricette vegane per la colazione

Ricette vegane per il pranzo

Ricette per desserts vegani

Ricette per frullati vegani

Spero le troverai interessanti. Buona lettura e assicurati di provare una o due ricette al giorno per risultati ottimali.

### Ricette vegane per la colazione

Ecco alcune ricette vegane che da provare per la tua colazione. Sono veloci e facili da realizzare.

# Pancake di ceci

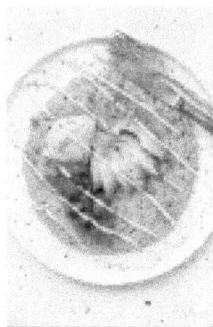

**Porzioni**: 1-2
**Tempo di preparazione**: 15 minuti
**Ingredienti:**
1/2 tazza di farina di ceci
1/4 di tazza di peperoncino tritato
1/2 tazza d'acqua
2 cucchiaini d'acqua
1 cipolla verde tritata
1/4 di cucchiaino di lievito in polvere
1/4 di cucchiaino di aglio in polvere
Sale e pepe nero per insaporire

**Preparazione:**
Metti una padella grande su fuoco moderato e mescola la farina di ceci, il

lievito e i condimenti compresi l'aglio in polvere e l'acqua. Mescola il tutto molto bene fino a quando l'impasto non è ben amalgamato e non si formano più briciole. Ora aggiungi la verdura tritata, il pepe e la cipolla.

Versa l'impasto nella padella dopo averla cosparsa d'olio d'oliva, lascialo cuocere per circa 5 minuti, giralo e aspetta altri 5 minuti. Assicurati che sia doratoda entrambi i lati. Si può guarnirecon dell'avocadoper esempio.

Nota bene: fai attenzione, questo pancake richiede più tempo dei normali pancake per cuocersi.

**Waffle d'avena ai mirtilli**

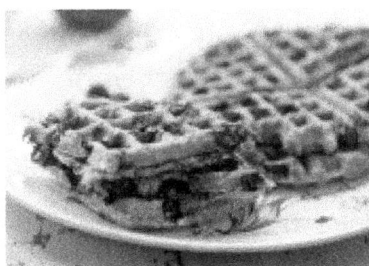

**Porzioni**: 3
**Tempo di preparazione:** 30 minuti
**Ingredienti:**

1 tazza di farina integrale
1 cucchiaino di lievito per dolci
1 tazza di avena cotta velocemente
1/3 di tazza di salsa di mele
3 cucchiaini di sciroppo d'acero
2 cucchiaini di olio di canola
1 cucchiaino di estratto di vaniglia
1,5 tazza di latte di mandorle o latte di cocco
1/2 cucchiaino di sale
1,5 tazza di mirtilli

**Preparazione:**
Prima di tutto, congela i mirtilli. È molto meglio usarli congelati. Preriscalda la piastra per i waffle e, in una ciotola, mescola farina, vaniglia, lievito e avena. Successivamente aggiungi nel mezzo i liquidi; salsa di mele, sciroppo d'acero, olio di canola e latte. Mescola molto bene e poi aggiungi i tuoi mirtilli.
Infine cospargi con olio antiaderente e metti una buona quantità di pastella da riempire la piastra per i waffle.

# Crema spalmabile al cioccolato e alle nocciole

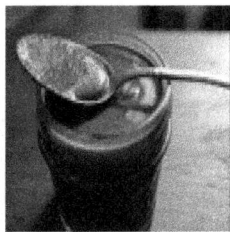

**Porzioni:** 6
**Tempo di preparazione:** 15 minuti
**Ingredienti:**
1,5 tazza di nocciole
1 cucchiaino di olio di nocciole
3/4 di tazza di zucchero a velo
2 cucchiaini di cacao in polvere
2 cucchiaini di polvere di soia
1/4 cucchiaino di vaniglia

**Preparazione:**
Tosta le nocciola nel forno e, mentre sono calde, frullale. Ora aggiungi la vaniglia e l'olio. Quando la sua consistenza è simile a quella di un qualsiasiburro di noci, aggiungi il resto degli ingredienti e frulla di nuovo.
Tutto qui!Pronta da gustare, amanti del cioccolato.

# Muffin ripieni di marmellata

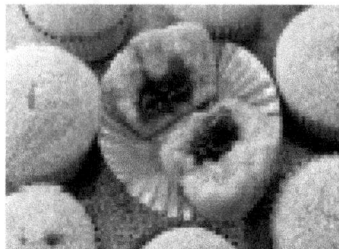

**Porzioni:** 8
**Tempo di preparazione:** 35 minuti
**Ingredienti:**
1,5 tazza di farina
3/4 cucchiaino di lievito per dolci
1/2 cucchiaino di bicarbonato di sodio
1/3 di tazza di marmellata
2 cucchiaini di vaniglia
1/3 di tazza di olio vegetale
3/4 di tazza di zucchero
2 cucchiaini di zucchero
2 cucchiaini di amido di mais
1 cucchiaino di aceto di sidro
1 tazza di latte di soia
Pizzico di sale
1/2 cucchiaino di noce moscata

**Preparazione:**
Per prima cosa preriscalda il forno a 175 grados e sistema i pirottini per pasticcini

nello stampo per muffin. In una ciotola, setaccia la farina, il lievito, il bicarbonato di sodio, il sale e la vaniglia. Fai un buco nel centro e in un'altra ciotola, metti il latte, l'aceto e l'amido di mais e mescola fino a quando l'amido di mais non si dissolve completamente. Versa il tutto nella miscela di farina. Ora aggiungi lo zucchero e la noce moscata e impasta molto bene. Versa la pastella nei pirottini per pasticcini, riempi fino a metà e aggiungi un cucchiaino di marmellata nel mezzo di ciascuno di essi. Cuoci per 20-25 minuti e cospargi di zucchero a velo.

**Toast di fagioli e avocado**

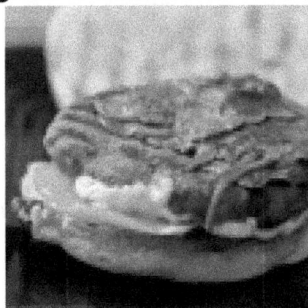

**Porzioni:** 1
**Tempo di preparazione:** 10 minuti
**Ingredienti:**
2 fette di pane tostato vegano
1 tazza di fagioli fritti vegani

1 avocado
Pizzico di sale

**Preparazione**:
Tosta il pane e guarnisci con i fagioli dopo averli schiacciati con una forchetta. Per finire aggiungi le fette di avocado, cospargi di sale e servi. Puoi anche aggiungere delle fette di cipolla sopra.
Nota bene: i fagioli fritti si acquistano al supermercato.

**Granola al burro di arachidi**

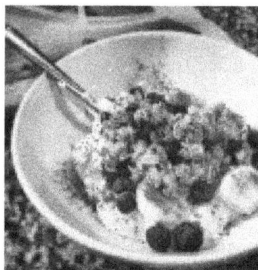

**Porzioni:** 1
**Tempo di preparazione:** 20 minuti
**Ingredienti:**
1 banana
2 cucchiaini di burro di arachidi
2 cucchiaini di miele
1 tazza di avena
1/4 cucchiaino di cannella
1/4 cucchiaino di vaniglia

**Preparazione:**

Preriscalda il forno a 175 gradi, prepara la superficie come indicato sulla confezione in una teglia da forno,metti l'avena e guarnisci con il resto degli ingredienti esclusa la banana. Lascia cuocere in forno per 15 minuti e servi dopo aver aggiunto le fette di banana fresca.

**Panino vegetariano**

**Ingredienti**:

1 muffin inglese

Olio vergine d'oliva

2 cucchiaini di salsiccia vegana di soia

Un pizzico di pepe nero

3 fette di peperone

1 cucchiaino di sciroppo d'acero

1 cucchiaino di formaggio grattugiato vegano

1/2 cucchiaino di burro vegano

**Preparazione:**

Per prima cosa affetta il tuo muffin inglese e mettilo nel tostapane per un minuto. Metti la salsiccia vegana sulla griglia e aggiungi il pepe. Quando è pronta, aggiungi e guarnisci con il formaggio. Su un lato del muffin, metti il burro e, sull'altro, metti lo sciroppo d'acero. Ora assembla l'intero sandwich e mettilo nel tostapane per altri 3 minuti. Servi immediatamente!

**French toast vegano**

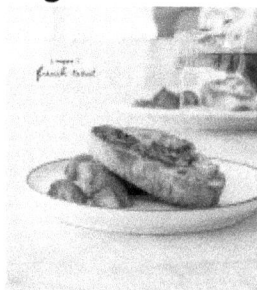

**Porzioni:** 3
**Tempo di preparazione:** 20 minuti
**Ingredienti:**
6 fette di pane vegano (ad esempio il pane ciabatta)
1 tazza di latte di mandorle
1 cucchiaino di sciroppo d'acero
2 cucchiaini di farina
1 cucchiaino di cannella
1 cucchiaino di lievito
1/4 cucchiaino di noce moscata
Pizzico di sale
Spray all'olio di cocco
Per la guarnizione: miele e zucchero a velo

**Preparazione:**
Mescola tutti gli ingredienti con una frusta- tranne il pane, ovviamente- fino a quando non saranno ben amalgamati. Immergi il pane nella pastella e rigiralo per assicurarti che sia tutto ben ricoperto. In una padella, spruzza un po' di olio di cocco e aggiungi il pane ricoperto dalla pastella. Lascia cuocere per un minuto, quindi giralo e lascialo cuocere ancora, fino a quando non è dorato. Servi caldo con sopra miele o zucchero a velo.

**Fagioli**

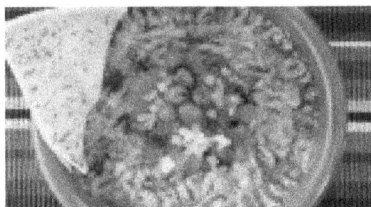

**Porzioni:** 4
**Tempo di preparazione**: 10 minuti
**Ingredienti:**
1 lattina di fagioli egiziani (acquistati in negozio)
2 cucchiaini di olio d'oliva
Succo di limone appena spremuto
**Condimenti:** sale, cumino e paprika

Uno spicchio d'aglio schiacciato

**Preparazione:**
In una casseruola, metti l'olio e l'aglio. Quando l'aglio cambia colore, aggiungi i fagioli, l'olio e i condimenti. È tutto qui, un ottimo pasto, pieno di proteine. Ti piacerà!

**Porridge al cocco**

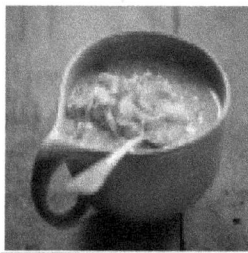

**Porzioni:** 3
**Tempo di preparazione:** 1 ora
**Ingredienti:**
1/4 di tazza di tapioca piccola
2 tazze d'acqua
1/2 tazza di scaglie di cocco non zuccherato
1 lattina di latte di cocco
1 succo di un limone piccolo fresco spremuto
1/3 di tazza di zucchero

**Preparazione:**

Per prima cosa, immergi la tapioca in 2 tazze d'acqua e lasciala riposare per 30 minuti. Ora aggiungi il latte e lo zucchero, mescola e lascia cuocere finché bolle. Abbassa il fuoco e lascia cuocereper altri 15 minuti, quindi aggiungi il succo di limone e versa nelle ciotole. Guarnisci con scaglie di cocco.

### Ricette vegane per il pranzo

Ecco anche alcune idee per il pranzo. Alcune persone pensano che la dieta vegana sia dura, come potrei seguirla? Non c'è varietà. Niente di più SBAGLIATO, ci sono un sacco di idee e qui ce ne sono alcune per aiutarti.

## 11. Pizza vegetariana all'italiana

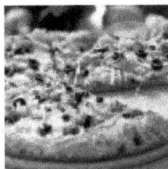

**Porzioni:** 3
**Tempo di preparazione:** 8 ore
**Ingredienti:**

### Per l'impasto
3 tazze di farina integrale
Pizzico di sale

1 cucchiaino di zucchero

1/2 tazza di latte di mandorle

1/2 tazza d'acqua

1 cucchiaino di timo

2 cucchiaini di lievito

**Per la salsa**

1 tazza di salsa di pomodoro fresco

1 spicchio d'aglio schiacciato

2 cucchiaini di olio d'oliva

**Per il condimento**

Usa le tue verdure preferite

1 tazza di formaggio

**Preparazione:**

In una ciotola piccola, metti il lievito, lo zucchero e due cucchiaini di latte tiepido. Amalgama il tutto e lascia riposare. Ora in una ciotola grande, metti la farina, il sale e la miscela di lievito. Amalgama bene quindi aggiungi il latte e l'acqua. Copri la ciotola e mettila in frigorifero per 6-8 ore.

Separa l'impasto in due, impasta su una superficie infarinata e metti gli impasti nelle teglie. Per la salsa, aggiungi l'olio, poi l'aglio e infine il succo di pomodoro. Lascia riposare per 15 minuti mescolando di tanto in tanto. Metti la salsa sull'impasto della pizza, quindi aggiungi le verdure e il formaggio. Buon appetito!

## Riso alla messicana con verdure

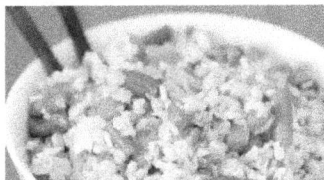

**Porzioni:** 4
**Tempo di preparazione:** 50 minuti
**Ingredienti:**
2 tazze di riso bianco
1/2 tazza di piselli e carote tritate
1/2 tazza di mais
1/4 di tazza di fagioli rossi
1/2 tazza di salsa di pomodoro
1 cipolla piccola tritata
2 cucchiaini di olio vegetale
2,5 tazze d'acqua
Spezie; sale, cumino, paprika, noce moscata

**Preparazione:**
In una padella, metti l'olio e aggiungi tutte le verdure, tranne il mais. Aggiungi il riso

dopo averlo lavato; poi aggiungi l'acqua, la salsa di pomodoro e le spezie. Mescola e lascia scoperchiato fino a quando l'acqua non si dimezza. Metti il coperchio e abbassa la fiamma al minimo. Ci vorranno circa 45 minuti. Aggiungi il mais e mescola, infine servi e guarnisci con del coriandolo fresco. Adesso amalgama i fagioli con la quinoa e l'orzo. In una padella, metti l'altro cucchiaino d'olio e aggiungi un cucchiaio abbondantedel composto che abbiamo appena preparato, puoi appiattirlo con un cucchiaio se vuoi. Rigira l'hamburger quando diventa marrone.

**Hamburger di patate dolci**

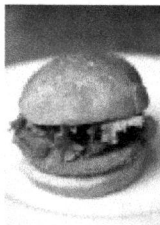

**Porzioni:** 1
**Tempo di preparazione:** 30 minuti
**Ingredienti:**
1 patata dolce al forno
1/4 tazza di quinoa
1/4 tazza di orzo(secco)

2 cucchiaini di olio d'oliva

2 cucchiaini di farina

1 peperone fresco

1 lattina di ceci

Condimento: sale, pepe e cumino

**Preparazione:**

Cuoci la quinoa e l'orzo come indicato sulla confezione, taglia il peperone a pezzi grossi e arrostiscilo al forno. Ora, nel frullatore, unisci la patata dolce, un cucchiainodi olio d'oliva, farina, ceci e condimenti.

**Sandwich vegano**

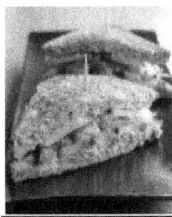

**Porzioni:** 1

**Tempo di preparazione:** 5 minuti

**Ingredienti:**

2 fette di pane integrale con grano germogliato

2 cucchiaini di hummus

3 fette di cetriolo

2 fette di pomodoro

3 fette di avocado

1/4 di tazza di germogli di erbe medicinali
1/4 di tazza di carote grattugiate

**Preparazione:**
Assembla il tuo delizioso sandwich
vegetariano spalmando l'hummus sul pane
e aggiungendo poi le verdure; una
sull'altra. E' tutto.
**Zuppa di ceci**

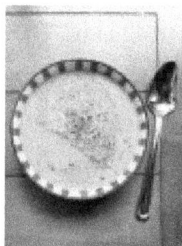

**Porzioni:** 5
**Tempo di preparazione:** 1 ora
**Ingredienti:**
3 lattine di ceci
1/4 di tazza di olio d'oliva
4 tazze di brodo vegetale
1 cucchiaino di timo fresco
1/2 cucchiaino di scaglie di peperoncino (a
piacere)
Sale kosher e aceto di sherry per condire

**Preparazione:**

Prima di tutto, sciacqua e scola i ceci e riscalda una casseruola grande. Nella casseruola aggiungi due cucchiaini d'olio d'oliva, aglio, timo e pepe. Lascia cuocere per circa 7 minuti, mescolando di tanto in tanto. Ora aggiungi i ceci e lasciali cuocere per altri 3 minuti. Aggiungi il brodo, mescola e lascia cuocere lentamente, per circa 35-40 minuti. Aggiungi altri 3 cucchiaini d'olio d'oliva, e prepara il frullatore a immersione, non dimenticare i condimenti. Servire caldo.

**Pasta vegana**

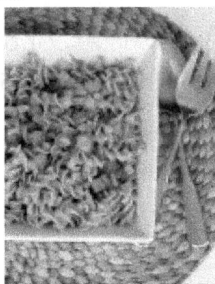

**Porzioni:** 4
**Tempo di preparazione:** 30 minuti
**Ingredienti:**
450g. di Fusilli integrali
4 cucchiaini di aceto
2 cucchiaini di senape di Digione
2 cucchiaini d'olio d'oliva

Basilico essiccato e origano, 1 cucchiaino di ognuno
2 peperoni rossi tritati
2 peperoni gialli tritati
sottaceti
3 gambi di sedano
1/2 tazza di carote grattugiate

**Preparazione:**
In una piccola ciotola, mescola aceto e olio e metti da parte. Cuoci i fusilli come indicato sulla confezione, quindi mettili in una ciotola e versaci sopra la mistura di olio e aceto. Quindi aggiungi il basilico essiccato e l'origano e mescola ancora. Poi aggiungi i sottaceti, i peperoni, il sedano e le carote. Infine aggiungi la senape, amalgama, metti il tutto in un'insalatiera e metti l'insalatiera in frigorifero fino al momento di servire.

## 17. Maccheroni formaggio e broccoli

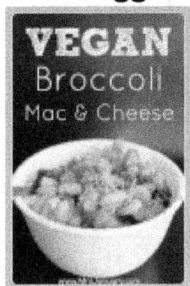

**Porzioni:** 2
**Tempo di preparazione:** 40 minuti
**Ingredienti:**
1 tazza di pasta a forma di gomito
1 tazza di broccoli saltati
2 cucchiaini di senape di Digione
3/4 di purea di zucca
3/4 di tazza di latte di soia
1 cucchiaino di aglio in polvere
6 cucchiaini di lievito
Sale e pepe per condire

**Preparazione:**
Per prima cosa, cuoci la pasta come indicato, risciacqua, scola e mettila da parte. In una casseruola, a fuoco medio, metti il latte, quindi aggiungi l'aglio, la senape e il lievito. Mescola molto bene, noterai che il composto comincerà

leggermente ad addensarsi. A questo punto, aggiungi la zucca e mescola ancora. Infine, condisci con sale e pepe, aggiungi la pasta e i broccoli e mescola un'ultima volta. Servire caldo immediatamente.

**18. Calzoni vegani**

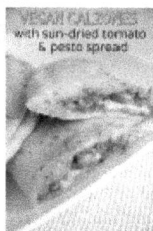

**Porzioni:** 3
**Tempo di preparazione:** 4 ore
**Ingredienti:**

**Per l'impasto**
1,5 tazza di farina
1 cucchiaino di lievito
3/4 di tazza di acqua calda, forse un po' in più
1 cucchiaino d'olio d'oliva
1/2 cucchiaino di zucchero di cocco

**Per la passata di pomodoro**
1/2 tazza di anacardi
1 spicchio d'aglio schiacciato

1/3 di tazza di pomodori essiccati al sole
2 cucchiaini d'olio d'oliva
1 pomodoro
1/3 di tazza di basilico fresco
Spezie: sale, pepe, peperoncino in polvere

**Condimenti**
Usa le tue verdure preferite e formaggio vegano.

**Preparazione:**
In una ciotola, impasta la farina, il lievito, lo zucchero e il sale. Aggiungi l'acqua fin quando l'impasto non diventa una palla, copri la ciotola con un asciugamano pulito e lascia lievitare fin quando l'impasto non si raddoppia. Lascia riposare per almeno 3 ore.

Ora passiamoalla salsa di pomodoro, metti tutti gli ingredienti sopra elencati nel frullatore e frulla fino a quando la salsa non sarà ben amalgamata e vellutata. Potrebbe essere necessario aggiungere un po' d'acqua per poter frullare bene la salsa.

Quindi preriscalda il forno a 230 gradi, dividi l'impasto in tre(3), impasta su una superficie infarinata e da all'impasto unaforma circolare. Poi aggiungi la salsa di pomodoro e i condimenti che ti piacciono. Piega l'impasto a semicerchio e chiudi bene i bordi. Fai alcuni fori con un coltello sottile o una forchetta e cuoci per 10-15 minuti; fino a quando i calzoni non diventano marroni-dorati. Buon appetito!

**19. Pasta al pesto vegano super formaggiosa**

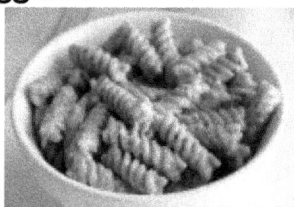

**Porzioni:** 4
**Tempo di preparazione:** 30 minuti
**Ingredienti:**
3 tazze di pasta

**Per il pesto:**
1 tazza di basilico fresco
1/3 di tazza di lievito
1 tazza di pinoli
4 spicchi d'aglio schiacciati

1/3 di tazza di olio di canapa/o olio d'oliva
Sale e pepe per condire

**Per il formaggio**:
1 tazza di anacardi, immerso in acqua per 2 ore
1,25 tazza d'acqua
1 limone grande appena spremuto
Paprika, cipolla in polvere e aglio in polvere; 1/2 cucchiaino di ognuno
1/4 di tazza di lievito
Un peperone rosso grande arrostito
Sale e pepe per condire

**Preparazione:**
Per prima cosa, cuoci la pasta come indicato sulla confezione e fai attenzione a non cuocerla troppo. Per preparare il pesto, basta frullare tutti gli ingredienti del pesto con il frullatore a immersione o con il mixer, ma non frullarli troppo, il pesto deve essere un po'bricioloso.

Ora, anche per preparare la salsa al formaggio, frulla tutti gli ingredienti del formaggio, ma frullali bene questa volta. Quindi metti la salsa in una casseruola, a fuoco medio. Si addenserà pian piano.

Lascia cuocere fino a raggiungere la consistenza desiderata.

Infine versa entrambe le salse sulla pasta cotta e buon appetito.

### 20. Tacos di zucca gialla

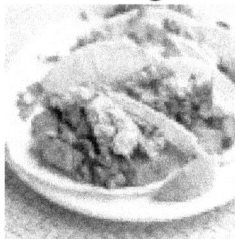

**Porzioni:** 2

**Tempo di preparazione:** 35 minuti

**Ingredienti:**

6 tortillas (tortillas di mais)

3 cucchiaini d'olio d'oliva

1 cipolla rossa piccola, mondata e tagliata a fette

1 peperone rosso tritato

3 tazze di zucca a cubetti

1 tazza di fagioli neri

1 avocado

1 succo di limone appena spremuto

Coriandolo tagliato a pezzetti

Cumino, paprika e sale, 1/4 di cucchiaino per ognuno

**Preparazione:**

Preriscalda il forno a 205 gradi, condisci la zucca a dadini con olio d'oliva, il sale e paprika e cuocila in forno per 20 minuti. Ora mescola le cipolle, il peperone rosso e un cucchiaino d'olio d'oliva in una casseruola a fuoco medio. Quindi aggiungii fagioli neri, il succo di limone e i condimenti; sale, cumino e paprika.

Ora assembla le tue tortillas, scotta la tortilla su ciascun lato per 15 secondi, aggiungi la zucca, le verdure e poi l'avocado e finisci con un po' di succo di limone e del coriandolo.

## 21. Insalata vegana alla salsa Tahina e aneto

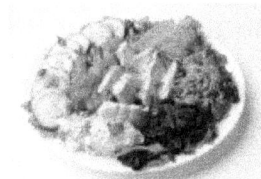

**Porzioni:** 1-2
**Tempo di preparazione:** 30 minuti
**Ingredienti:**

### Per il condimento:
1/2 tazza d'acqua
Limone fresco appena spremuto

1/2 tazza di anacardi crudi
2 cucchiaini di lievito nutrizionale
3 cucchiaini d'olio d'oliva
1 cucchiaino di foglie d'aneto fresco
1 spicchio d'aglio schiacciato piccolo
Sale pepe
1/2 cucchiaino di Tahini

**Per l'insalata:**
1 tazza di lattuga
1 pomodoro piccolo tritato
1 cetriolo affettato
1 cipolla verde tritata
1/2 avocado a fette
1/4 di tazza di carota grattugiata
1/4 di tazza di barbabietole a fette
1/4 tazza di hummus
Semi di papavero da spolverare
**Preparazione:**

**Per il condimento:**
Metti in ammollo gli anacardi per almeno
2 ore, quindi frulla tutti gli ingredienti della
salsa in un frullatore o in un mixer.
Aggiungi l'acqua fin quando il composto
non diventa vellutato e cremoso.

## Per assemblare l'insalata:

Per prima cosa, metti la lattuga come base dell'insalata. Poi aggiungi il resto degli ingredienti dell'insalata nel modo che preferisci. Infine versa sopra la salsa cremosa e cospargi di semi di papavero.

**22. Insalata di ceci**

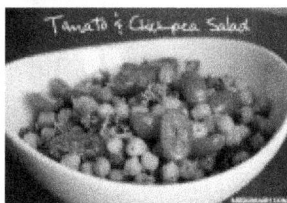

**Porzioni:** 3
**Tempo di preparazione:** 10 minuti
**Ingredienti:**
Sale e pepe per condire
1/2 cucchiaino di agave
2 cucchiaini d'olio vergine d'oliva
1 lattina di ceci
1 pomodoro piccolo tritato
3 spicchi d'aglio schiacciati
1 cucchiaino d'aceto

**Preparazione:**

Mischia semplicemente tutti gli ingredienti insieme e metti in frigorifero fino al momento di servire.

## 23.Quesadillas di formaggio e verdure

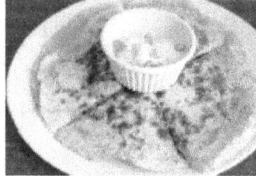

**Porzioni:** 2
**Tempo di preparazione:** 50 minuti
**Ingredienti:**

### Per il formaggio:
1,5 tazza di anacardi messi in ammollo
1 spicchio d'aglio schiacciato
2,5 cucchiaini di lievito nutrizionale
3 cucchiaini di succo di limone
1/4 di tazza d'acqua
Sale pepe

### Per le tortillas:
6 tortillas
1 cucchiaino di olio di cocco
1 avocado grande a fette
1 pomodoro grande tritato
10 olive nere
1 tazza di mais

1 cipolla verde media
**Preparazione:**

### Per il formaggio
Frulla tutti gli ingredienti fino ad ottenere una crema e mettila da parte.

### Per le quesadillas
Per prima cosa, metti uno strato di formaggio sulla tortilla, mescola le verdure in una ciotola, quindi mettine uno strato sul formaggio e poi copri con un'altra tortilla. Ripeti il procedimento con tutte le tortillas.

In una casseruola grande, metti 1/2 cucchiaino d'olio e aggiungi le tortillas, lascia cuocere per 5 minuti, rigira e lascia cuocere per altri 5 minuti. Servi le tortillas dopo averle cosparse di cipolla verde tritata.

## 24.Noodles agli arachidi

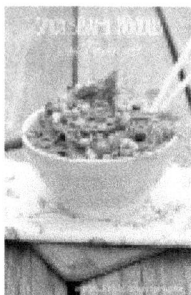

**Porzioni:** 2
**Tempo di preparazione:** 15 minuti
**Ingredienti:**
Un pacco di pasta
1/4 di tazza di basilico
2 cucchiaini d'olio d'oliva
1/2 tazza di arachidi
Pizzico di zenzero
1/2 tazza di cipolla verde tritata
2 spicchi d'aglio schiacciati
1 cucchiaino d'olio di peperoncino
2 cucchiaini d'olio di sesamo
1 cucchiaino di zucchero
2 cucchiaini di aceto balsamico
2 cucchiai di salsa di soia
**Preparazione:**
Per prima cosa, cuoci i noodles come indicato sulla confezione. Poi in una ciotola capiente, mescola tutti gli

ingredienti della salsa; tutti tranne il basilico e la cipolla. Infine aggiungi la pasta cotta alla salsa e aggiungi il basilico e le cipolle. Servire caldo dopo aver messo sopra le arachidi tritate.

## 25.Involtini primavera all'avocado

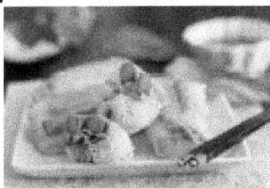

**Porzioni:** 4-5
**Tempo di preparazione:** 30 minuti
**Ingredienti:**

### Per gli involtini primavera:
10 involucri pergli involtini primavera
10 asparagi
2 avocado a fette
55 gr. di noodles Vermicelli
20 foglie di lattuga
10 foglie di basilico

### Per la salsa:
2 cucchiaini di succo di limone
2 cucchiaini di succo d'arancia
2 cucchiaini di salsa di soia

1 cucchiaino di salsa all'aglio piccante
**Preparazione:**

**Per gli involtini primavera**:
Per prima cosa, cuoci gli asparagi; mettili in acqua bollente dopo aver tagliato le estremità ruvide. Lascia cuocere per 7 minuti, quindi toglilidal fuoco immediatamente e mettili in una ciotola d'acqua fredda contenente ghiaccio.

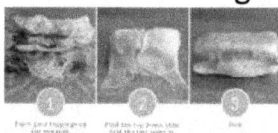

Poi cuoci i noodles come indicato sulla confezione. In un'altra casseruola, metti un po' d'acqua e gli involucri per gli involtini. Lascia l'acqua sul fuoco fino a quando non bolle leggermente, quindi toglila dal fuoco e togli gli involucri. Metti gli involucri sulla carta forno, e posizionaci sopra 2 pezzi di asparago, poi i noodles e i pezzi d'avocado e infine avvolgi il tutto.
Servire immediatamente accompagnandoli con la loro deliziosa salsa.

Per la salsa:

In una ciotola piccola, mescola tutti gli ingredienti insieme fino a quando non sono ben amalgamati.

## 26. Zuppa di verdure con patate

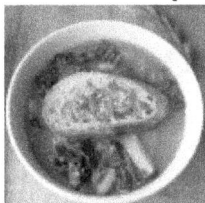

**Porzioni:** 2
**Tempo di preparazione:** 50 minuti
**Ingredienti:**
2 cipolle gialle tritate
3 tazze di cavolo
2 cucchiaini d'olio d'oliva
2 cucchiaini di rosmarino fresco
3 spicchi d'aglio schiacciati
2 lattine di fagioli cannellini
2 lattine di brodo vegetale
4 tazze di patate sbucciate e tagliate a pezzetti
Sale e pepe per il condire
**Per il pane:**
Fette di baguette
4 spicchi d'aglio tritati
1 cucchiaino di rosmarino
4 cucchiaini d'olio d'oliva

**Preparazione:**
Preriscalda il forno a 160 gradi e, a fuoco medio, metti 2 cucchiaini d'olio d'oliva in una casseruola. Aggiungi le cipolle e manteca per 5 minuti, quindi aggiungi l'aglio. Quando le cipolle cambiano colore, aggiungi il brodo, le patate, il rosmarino e fagioli. Abbassa il fuoco, copri e lascia cuocere per circa 40 minuti. Mentre la zuppa cuoce, prepara i tuoi crostini; in una ciotola piccola, mescola 4 cucchiaini d'olio d'oliva, un cucchiaino di rosmarino e un cucchiaino d'aglio.Poi in una teglia, metti la carta forno, disponi le fette di baguette, versaci sopra il composto d'olio d'oliva e cuoci per 25 minuti.Infine, aggiungi il cavolo alla zuppa, lascia cuocere per più di cinque minuti e poi versa la zuppa nelle scodelle da zuppa. Aggiungi i crostini e servi caldo.

## 27. Insalata di cavolo

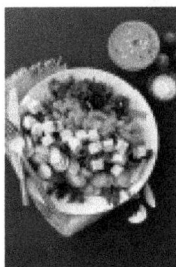

**Porzioni:** 2

**Tempo di preparazione:** 30 minuti

**Ingredienti:**

4 tazze di foglie di cavolo

1/2 tazza di carote baby a fette

1 cucchiaino di succo di limone

3 cipolle rosse tritate

1 cucchiaino di semi di sesamo

1/2 cucchiaino di agave

1/4 di tazza di tofu

3 cucchiaini di salsa di arachidi: 1/4 di tazza di burro di arachidi, 1 cucchiaino di salsa di soia, 2 cucchiaini di sciroppo d'acero, un cucchiaino di succo di lime, 1/2 cucchiaino di salsa all'aglio piccante e acqua calda

**Preparazione:**

Per prima cosa, prepara la salsa agli arachidi; mescola tutti gli ingredienti lasciando l'acqua calda per ultima. Quindi aggiungi l'acqua, 1 cucchiaino alla volta fino a quando la salsa non diventa vellutata. Ora prepara l'insalata; scola bene il tofu usando un tovagliolo di carta, lascialo scolare per 5 minuti, quindi taglialo a pezzi e aggiungi i semi di sesamo. In una ciotola grande, metti il cavolo e mescolalo aggiungendo un cucchiaino di succo di limone fresco e cucchiaino d'olio di sesamo. Mescola il tutto e prepara il tuo piatto da portata. Quindi metti prima il cavolo, poi le cipolle, le carote e il tofu. Infine, condisci con la salsa agli arachidi e servi.

## 28. Fettuccine al cavolfiore

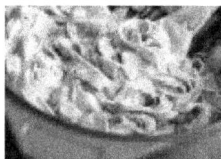

**Porzioni:** 4
**Tempo di preparazione:** 50 minuti
**Ingredienti:**
1 cavolfiore medio
1 confezione di fettuccine
Un cucchiaino d'olio d'oliva
1 cucchiaino d'aglio schiacciato

1/2 tazza di latte di mandorle(senza zucchero)
1/4 di tazza di lievito nutrizionale
1 cucchiaino di succo di limone fresco
1 cucchiaino di cipolla e d'aglio in polvere
Sale e pepe per condire

## Preparazione:

In una pentola, metti il cavolfiore in acqua e fai bollire. Lascia cuocere per 8 minuti, quindi scola. In una casseruola, metti l'olio d'oliva e l'aglio. Mescola e metti il tutto nel frullatore, insieme al cavolfiore, il latte, il lievito, il succo di limone, i condimenti, le cipolle e l'aglio in polvere. Frulla finché il tutto non diventa abbastanza cremoso e vellutato.

Ora cuoci le fettuccine come indicato sulla scatola, risciacqua e scola, quindi aggiungi abbastanza salsa da coprire la pasta, condisci di nuovo con sale e pepe e infine cospargi di prezzemolo.

# 29. Tacos di lenticchie e cavolfiore

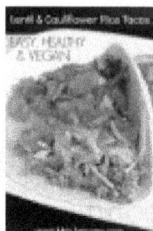

**Porzioni:** 4
**Tempo di preparazione:** 20 minuti
**Ingredienti:**
1 tazza di lenticchie marroni cotte
1 cipolla piccola tritata
1 cucchiaino d'olio d'oliva
2 spicchi d'aglio schiacciati
1 testa di cavolfiore piccola
Sale, cumino, peperoncino, Cayenne e pepe per condire

**Preparazione:**
Per prima cosa, prepara il riso di cavolfiore; metti i pezzi di cavolfiore nel mixer, frullali fino a tritarli molto piccoli, proprio come se fosse riso. Metti il cavolfiore da parte e in una padella capiente, metti l'olio d'oliva, la cipolla e l'aglio. Mescola e lascia cuocere per 3 minuti, poi aggiungi il riso di cavolfiore e

cuoci fino a doratura. Aggiungi il peperoncino, le lenticchie, il sale, il pepe e il cumino. Servi cospargendo le tortillas con questo delizioso impasto e guarnisci aggiungendo i condimenti che preferisci, come pomodorini o formaggio.

## 30. Panino ai ceci strapazzati

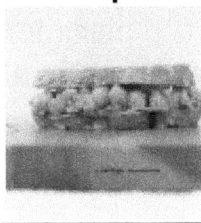

**Porzioni:** 2
**Tempo di preparazione:** 25 minuti
**Ingredienti:**
1 lattina di ceci
1 cipolla rossa sbucciata e tritata
1/2 peperone rosso
sale
3 cucchiaini di spezie annerenti
Crema di humus spalmabile

**Preparazione:**
Prima di tutto, sciacqua e scola i ceci, quindi aggiungi le spezie e mescola. In una padella, spruzzal'olio d'oliva antiaderente

e aggiungi le cipolle e il peperone. Lascia cuocere per 5 minuti, quindi aggiungi il mix di ceci e spezie, se necessario aggiungi del sale. Mescola per altri 5 minuti e togli dal fuoco. Aggiungi un cucchiaino d'acqua e un cucchiaino di crema di hummus.

Servi il composto su un toast o un qualsiasi pane vegano a tuo piacimento.

Nota bene: se non riesci a trovare le spezie annerenti, mescola polvere di coriandolo, cipolla e aglio in polvere, cumino, pepe bianco, timo e paprika.

### 31. Mini tortillas alla pizza

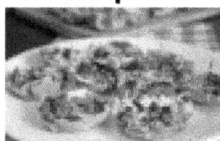

**Porzioni:** 3

**Tempo di preparazione:** 20 minuti

**Ingredienti:**

6 tortillas di farina

1 lattina di salsa di pomodoro

Parmigiano vegano

Verdure a scelta

**Indicazioni:**

Preriscalda il forno a 205 gradi, spruzza la teglia per cupcake con olio di cocco o d'oliva, taglia le tortillas in piccoli cerchi e mettile nella teglia. Cospargi con la salsa di pomodoro, aggiungi le tue verdure preferite; zucchine, olive e peperoni per esempio e infine aggiungi il formaggio. Cuoci per 5-8 minuti e buon appetito!

**32.Panino pomodoro e pesto**

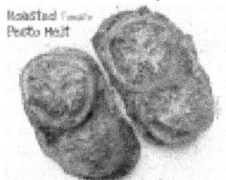

**Porzioni:** 2
**Tempo di preparazione**: 20 minuti
**Ingredienti:**
2 fette di pane baguette
1 cucchiaino d'olio d'oliva
1 pomodoro a fette
1 cucchiaino di basilico secco e aglio
1/4 di tazza di pesto da spalmare
Sale pepe

**Preparazione:**
Per prima cosa, preriscaldare il forno a 170 gradi, spalma il pesto sulle fette di pane,

aggiungi il basilico, l'aglio, il sale e il pepe e poi posizionaci sopra due fette di pomodoro. Cuoci in forno per 5 minuti e servi caldo.

### 33. Panino ai funghi champignon

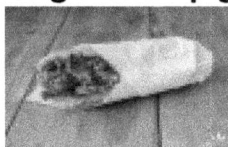

**Porzioni:** 4
**Tempo di preparazione:** 25 minuti
**Ingredienti:**
4 baguette
4 funghi champignon
1 peperone rosso
1 peperone giallo
1 peperone verde
1 cipolla mondata e affettata
2 spicchi d'aglio schiacciati
Prezzemolo
1/2 tazza di brodo vegetale
2 cucchiaini di farina di riso integrale
Sale pepe

**Preparazione:**
In una padella, soffriggi l'aglio e le cipolle in 1 cucchiaino d'olio d'oliva. Dopo 4

minuti, aggiungi il resto delle verdure, mescola per 5 minuti, quindi aggiungi la farina e mescola per altri 2 minuti. Poi aggiungi il brodo e mescola all'istante, lascia cuocere per 7 minuti, quindi togli dal fuoco. Servi in un paninoe il gioco è fatto!

**34. Insalata di quinoa e mais**

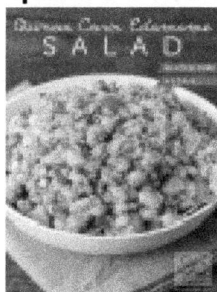

**Porzioni:** 3
**Tempo di preparazione:** 10 minuti
**Ingredienti:**
1 tazza di mais
1 cipolla verde sbucciata e affettata
1 tazza di quinoa cotta
1 tazza di edamame sgranatie congelati
Limone appena spremuto
1/2 peperone tritato
1 cucchiaino di peperoncino in polvere o paprika
1 cucchiaino di timo fresco o essiccato
1/2 cucchiaino d'olio d'oliva

Sale e pepe

**Preparazione:**
Per prima cosa fai bollire l'Edamame e il mais e poi scolali. In una ciotola, unisci tutte le verdure e in una ciotola piccola, mescola l'olio d'oliva, il succo di limone, il sale, il pepe, il peperoncino e il timo e mettili sulle verdure. Servi così com'è o fai raffreddare per 2 ore, come preferisci.

**35. Patate dolci ripiene**

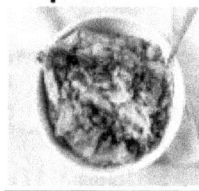

**Porzioni:** 2
**Tempo di preparazione:** 80 minuti
**Ingredienti:**
2 patate dolci
1 spicchio d'aglio schiacciato
1 cavolo
1 lattina di fagioli neri
1 cucchiaino d'olio d'oliva
Sale e pepe

**Preparazione:**

Prendi una teglia, mettici sopra la carta da forno e preriscalda il forno a 175 gradi. Cuoci le patate dolci per circa 50 minuti. Mentre cuociono, scalda un cucchiaino d'olio d'oliva, aggiungi l'aglio, lascia cuocere per 3 minuti quindi aggiungi il cavolo. Ora aggiungi 1/3 di tazza d'acqua, copri e lascia cuocere per 5 minuti. Poi aggiungi i fagioli neri e mescola. Togli le patate dolci dal forno, fai dei buchi grandi nelle patate e riempi con le verdure.

### Ricette per Dessert Vegani

Molte persone pensano che la dieta vegana sia noiosa, il che è del tutto sbagliato. In realtà, ci sono molte idee per rendere i tuoi pasti sfiziosi e salutari allo stesso tempo. Queste sono alcune ricette per dessert vegani, SÌ dessert. Li adorerai!

## 36. Crumble di mele al microonde

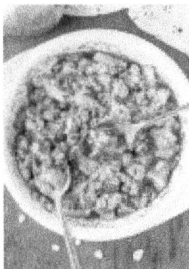

**Porzioni:** 2
**Tempo di preparazione:** 5 minuti

**Ingredienti:**

**Strato di mela**:
1 mela a dadini
1 cucchiaino di zenzero e noce moscata macinata
1 cucchiaino di cannella
1 cucchiaino di amido di mais
1/2 cucchiaino di burro non salato
2 cucchiaini di zucchero di canna light

**Strato di crumble:**
2 cucchiaini di impasto per dolci senza glutine
2 cucchiaini di avena
2 cucchiaini di zucchero di canna light
2 cucchiaini di burro non salato
Noce moscata macinata e cannella

**Preparazione:**
Innanzitutto, prepara lo strato di crumble; basta impastare tutti gli ingredienti del crumble con una forchetta. Ora, in un contenitore per microonde, metti le mele e il burro e metti il contenitore nel microonde per 1 minuto, quindi aggiungi il

resto degli ingredienti per lo strato di mele. Cospargi lo strato di melecon il crumble e metti nel microonde per un altro minuto. Servire immediatamente, mentre è ancora caldo.

## 37. Torta vegana alla crema di banane

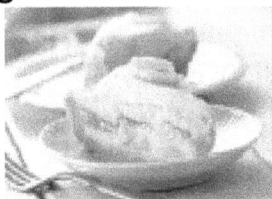

**Porzioni:** 9
**Tempo di preparazione:** 90 minuti
**Ingredienti:**

### Per la frolla:
4 confezioni di Oreo dorati
4 cucchiaini di margarina senza latte

### Ripieno di crema:
3 cucchiaini di zucchero
1/3 di tazza di amido di mais
Pizzico di sale
1,5 tazza di latte di cocco
1 tazza di latte di mandorle
1 lattina di tofu, scolata
1 cucchiaino di lievito nutrizionale

2 cucchiaini di margarina senza latte
2 banane, affettate

**Copertura al cocco:**
1 lattina di latte di cocco (mettilo in frigorifero per una notte)
Pizzico di vaniglia
2 pacchetti di Truvia
1/4 di cucchiaino di Xanthium

**Preparazione:**
Per prima cosa, schiaccia gli Oreo in un frullatore o in un mixer, quindi aggiungi la margarina fusa e impasta. Metti l'impasto nella tortiera e inforna a 190 gradi per 8 minuti. Ora prepara la crema alla banana. In una casseruola, metti lo zucchero, il sale e l'amido di mais e mescolali, quindi aggiungi i due tipi di latte e mescola nuovamente. Metti sul fuoco e lascia finché la crema non bolle.

Nel mixer, mescola il tofu, 2 cucchiaini di margarina e il lievito. Frullali finché non si formano più briciole, poi aggiungi il composto di latte e amido di mais nel mixer e frulla di nuovo. Lascia raffreddare questo delizioso mix, quindi versalo sulla frolla fredda. Disponi le fette di banana e componi l'ultimo strato. Prendi la lattina di latte di cocco dal frigorifero, e usando un coltello fai un buco nella crema di cocco, versa tutto il latte in un contenitore e conservalo per dopo. Poi prendi una ciotola, metti la crema e montala fino a quando non si formano delle punte. Quindi aggiungi la Trivia, la vaniglia e lo Xanthium, mescola di nuovo e versa sulle banane. Fai raffreddare per 3 ore e poi servi.

## 38. Cupcakes di cheesecake al burro di arachidi

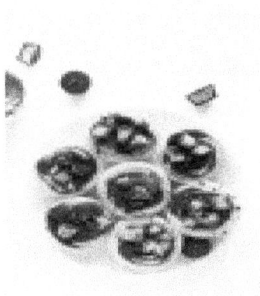

**Porzioni:** 12
**Tempo di preparazione:** 30 minuti
**Ingredienti:**

**Per la base:**
3 confezioni di Oreo

2 cucchiaini di olio di cocco

**Ripieno al formaggio:**
1,5 tazza di anacardi crudi
1 limone appena spremuto
1/3 di tazza di burro di arachidi
1/2 tazza di sciroppo d'acero
1/2 tazza di latte di cocco(intero) + 2 cucchiaini di ricciolo di Ganache
3/4 di tazza di scaglie di cioccolato senza zucchero
3 cucchiaini di crema al cocco

**Guarnizione:**
Coppette di cioccolato fondante e burro di arachidi, tritate

**Preparazione:**
Preriscalda il forno a 160 gradi, fodera la teglia per muffin con carta da forno e mettila da parte. Ora frulla gli Oreo, quindi aggiungi l'olio di cocco e distribuisci l'impasto nella teglia. Cuoci per 5 minuti e preparare il ripieno. Metti in ammollogli anacardi per almeno 4 ore, scolali molto bene e aggiungi il succo di limone, il burro d'arachidi, lo sciroppo d'acero, il latte di

cocco e l'olio di cocco. Mescola tutto molto bene; potresti aver bisogno di più latte di cocco per ottenere una consistenza morbida. Versa il tutto sulla base e metti da parte. Per quanto riguarda la Ganache al cioccolato, in un contenitore per microonde, metti le scaglie di cioccolato e la crema, metti nel microonde per 30 secondi e mescola, quindi rimetti nel microonde per altri 30 secondi e mescola ancora, procedi così, finché le scaglie non si sciolgono completamente a formare la deliziosa Ganache. Versail ripieno al formaggio sulla base e con uno stuzzicadenti, muoviti attraverso il ripieno per dare la forma di un ricciolo. Infine, cospargi con le coppette al burro d'arachidi tritare e congela per 4 ore. Puoi servire immediatamente o aspettare 10 minuti per servire.

# 39. Torta alla mousse di cioccolato

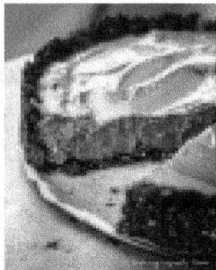

**Porzioni:** 12
**Tempo di preparazione:** 25 minuti
**Ingredienti:**

## Per la base:
4 pacchi piccoli di Oreo
4 cucchiaini di margarina senza latte

## Per la mousse:
2 tazze di gocce di cioccolato semi-dolce
1 cucchiaino di caffè istantaneo
1 cucchiaino di vaniglia
2 cucchiaini di sciroppo d'acero
600 gr. di tofu serico

## Preparazione:
Prepara la teglia, fodera con la carta da forno e inizia a preparare la base; metti gli Oreo nel mixer fino quando non si

sbriciolano, quindi aggiungi la margarina fusa e impasta molto bene. Metti l'impasto nella teglia e inforna per 10 minuti, poi lascia raffreddare del tutto. In una padella, metti molta acqua e falla bollire, metti una casseruola sull'acqua che bolle e sciogli il cioccolato e il caffè, poi metti il composto da parte araffreddare. Ora prepara la mousse, prendi il frullatore, metti il tofu, il cioccolato fuso, la vaniglia, lo sciroppo d'acero e frulla fino a che la mousse non diventa vellutata. Versala sulla base e fai raffreddare per una notte.

*Se vuoi, puoi cospargere con dello zucchero a velo.

## 40. Biscotti vegani

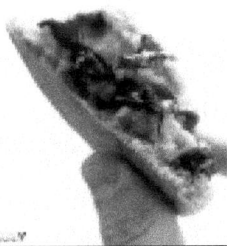

**Porzioni:** 12
**Tempo di preparazione:** 30 minuti
**Ingredienti:**

1 uovo
1/2 tazza di zucchero di canna
1/2 tazza di olio di cocco
1,5 tazza di farina(o impasto per dolci)
2 cucchiaini di amido di mais
3/4 di tazza di gocce di cioccolato
1 cucchiaino di bicarbonato di sodio
Pizzico di sale

**Preparazione:**
Innanzitutto, mescola l'olio, lo zucchero, la vaniglia e l'uovo fino a quando gli ingredienti non sono ben amalgamati e non otterrai una consistenza molto soffice. Poi aggiungi il resto degli ingredienti, mescola di nuovo e infine aggiungi il cioccolato. Dividi l'impasto in più o meno 12 palline, coprile e lasciale raffreddare per 2 ore. Ora, preriscalda il forno a 175 gradi e fodera la teglia con la carta da forno. Disponi le palline sulla teglia, schiacciale leggermente con un cucchiaio e inforna per 10 minuti, lascia raffreddare prima di servire.

## 41. Brownies al caramello

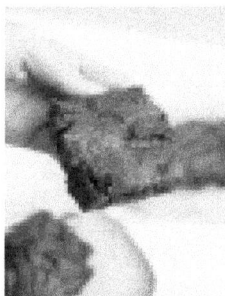

**Porzioni:** 9
**Tempo di preparazione:** 45 minuti
**Ingredienti:**
1,5 tazze di gocce di cioccolato
1/3 di tazza di zucchero
3/4 di tazza di caramello vegano
Pizzico di sale
1/4 di tazza di bicarbonato di sodio
5 cucchiaini di olio di cocco, fuso
3/4 di tazza di farina
2/3 di tazza di salsa di mele

**Preparazione:**
Metti la carta da forno in una teglia quadrata, preriscalda il forno a 190 gradi e prepara l'impasto. In una casseruola sciogli il cioccolato, lo zucchero e l'olio e togli dal fuoco quando gli ingredienti sono fusi e ben amalgamati. In un'altra ciotola, metti

la farina, il sale, il bicarbonato di sodio, e mescola per bene. Poi aggiungi il composto di cioccolato e la salsa di mele, quindi versa tutto l'impasto sulla teglia. Cospargi con un po' di caramello e muovi una forchetta o uno stuzzicadenti attraverso l'impasto per dare la forma di un ricciolo. Cuoci per 30 minuti.

**42. Crostata al cioccolato e lampone senza cottura**

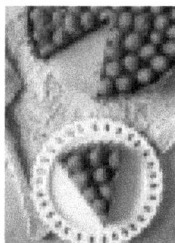

**Porzioni:** 10

**Tempo di preparazione:** 15 minuti

**Ingredienti:**

Per la crosta, 24 Oreo e 4 cucchiaini di margarina

Per il ripieno,

1 tazza di lamponi

1/4 di tazza di conserva di lamponi

170 gr. di gocce di cioccolato

1/2 tazza di latte di cocco

**Preparazione:**

Nel mixer, spezzetta gliOreo e aggiungi la margarina sciolta. Metti il tutto in una tortiera per cheesecake. In una casseruola, metti il latte e quando bolle, aggiungi il cioccolato e mescola. Quindi aggiungi la conserva, mescolare di nuovo e versa sulla base. Per finire decora con i lamponi.

**43. Impasto per biscotti senza cottura**

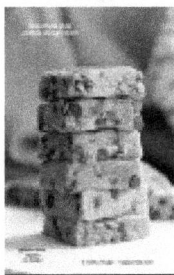

**Porzioni:** 8

**Tempo di preparazione:** 20 minuti

**Ingredienti:**

2 cucchiaini di latte di mandorle

2 cucchiaini di olio di cocco

1/3 di tazza di cioccolato vegano

1/4 di tazza di zucchero di canna

3/4 di tazza di farina di mandorle

1/4 di tazza di zucchero grezzo

**Preparazione:**

In una casseruola, scalda l'olio, quindi aggiungi il latte di mandorle, la vaniglia e lo zucchero. Amalgama molto bene; poi in una ciotola, metti la farina, lo zucchero e il sale e metti il tutto in una casseruola, mescola bene e aggiungi le gocce di cioccolato. Metti l'impasto in una teglia dopo averla rivestita con la carta da forno e poi metti la teglia in frigorifero per alcune ore. Infine, taglia l'impasto in barrette.

## 44. Cheesecake al limone e lamponi

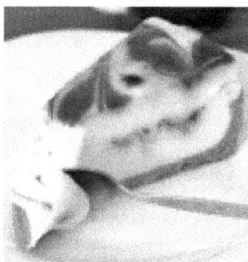

**Porzioni:** 8
**Tempo di preparazione:**
**Ingredienti:**

<u>**Per la base:**</u>
2 tazze di mandorle tostate
2 cucchiaini di cornflakes
1/4 di tazza di pasta di datteri

**Per il ripieno:**
1 tazza di latte di mandorle o di cocco
1 tazza di succo di limone fresco
1 cucchiaino di estratto di vaniglia
3 tazze di noci di macadamia
3/4 di tazza di nettare d'agave
3/4 di tazza di olio di cocco fuso

**Per i lamponi:**
2 cucchiaini di limone appena spremuto
1 tazza di lamponi

**Preparazione:**
Per la base, mescola tutti gli ingredienti, quindi metti l'impasto in una teglia dopo averla foderata con la carta da forno. Anche per quanto riguarda il ripieno, mescola tutti gli ingredienti in un frullatore ad alta velocità fino a quando il ripieno non diventa molto vellutato. Togli 3\4 di tazza di ripieno e versa il resto sulla base.

In seguito, mescola i lamponi con 1/4 di tazza di succo di limone, poi frullali bene usando un frullatore, versane una parte sul ripieno, fai dei vortici con uno stuzzicadenti e poi versa il resto del ripieno. Infine aggiungi qualche lampone qua e là e un po' di conserva e vortica di nuovo, fai attenzione a non vorticare troppo. Metti in frigorifero per 2 ore e poi servi!

## Ricette per frullati vegani

È ora di frullato; ecco alcune ricette di frullati. Quindi, rafforza la tua anima con questi deliziosi frullati da bere. Riempiranno il tuo corpo di energia e sono anche estremamente salutari.

**45. Frullato alla banana e burro di arachidi**

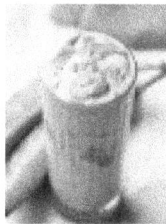

**Porzione:** 2
**Tempo di preparazione:** 10 minuti
**Ingredienti:**
2 datteri Medjool
2 banane congelate
1 cucchiaino di burro di arachidi
1/2 tazza di latte di mandorle
1/4 di tazza d'acqua
1 cucchiaino di semi di Chia

**Preparazione:**
Frulla tutti gli ingredienti; potresti aver bisogno di aggiungere più acqua mentre frulli. Versa nei bicchieri pre-refrigerati.

**46. Frullato di Key Lime Pie(torta americana al lime)**

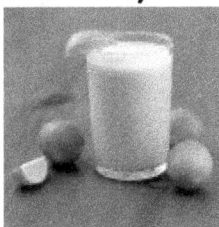

**Porzioni:** 2
**Tempo di preparazione:** 10 minuti
**Ingredienti:**
1,5 tazza di latte di mandorle
1/4 di tazza di anacardi crudi
1/2 avocado
1 cucchiaino di succo di limone
Pizzico di vaniglia
2 cucchiaini di semi di Chia
Stevia liquida(10 gocce)
2 cucchiaini di burro di cocco
1 banana grande congelata
**Preparazione:**

Frulla tutti gli ingredienti, puoi anche aggiungere del ghiaccio. Servire freddo.

## 47. Frullato cremoso alla pesca

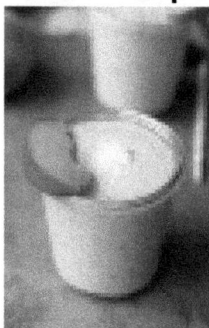

**Porzioni:** 2

**Tempo di preparazione:** 10 minuti

**Ingredienti:**

1 tazza di latte di mandorle

1 cucchiaino di burro di cocco

1 pesca

1 cucchiaino di semi di Chia

1\4 di tazza di ghiaccio

**Preparazione:**

Frulla tutti gli ingredienti, versa nei bicchieri e cospargi con scaglie di cocco grattugiate.

## 48. Frullato antinfiammatorio alla fragola

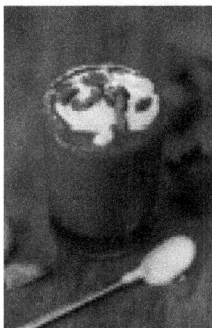

**Porzioni:** 2
**Tempo di preparazione:** 10 minuti
**Ingredienti:**
2 tazze di fragole congelate
2/3 di barbabietole sbucciate, tritate e congelate
1/2 tazza di succo d'arancia
1 tazza di latte di mandorle
1 cucchiaino di zenzero fresco grattugiato
Anacardi crudi per guarnire

**Preparazione:**
Metti tutti gli ingredienti nel frullatore, tranne gli anacardi. Infine cospargi il frullato di anacardi.

## 49. Frullato torta di compleanno

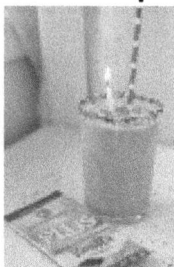

**Porzioni:** 2
**Tempo di preparazione:** 10 minuti
**Ingredienti:**
1 tazza di latte di mandorle
1/2 banana congelata
1/2 avocado tritato
Pizzico di estratto di mandorle
1/4 dicucchiaino di estratto di burro
1/4 di cucchiaino di vaniglia
1 misurino di gelato alla vaniglia vegano

**Preparazione:**
Frulla tutti gli ingredienti in un frullatore ad alta velocità e servi immediatamente dopo aver cosparso il frullato con qualche zuccherino.

## 50. Frullato al cioccolato con burro di arachidi

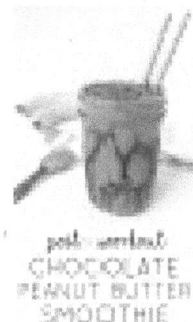

**Porzioni:** 2
**Tempo di preparazione:** 10 minuti
**Ingredienti:**
1 tazza di latte di mandorle
1 tazza di spinaci
2 datteri Medjool
1 cucchiaino di semi di Chia
1/4 di cucchiaino di cannella
1 cucchiaino di cacao
1 cucchiaino di burro di arachidi
**Preparazione:**
Frulla tutti gli ingredienti e gustatelo!

## Conclusione

Molte persone pensano che la dieta vegana sia una dieta veramente noiosa, in cui non esiste la varietà. Ho raccolto queste ricette per aiutarti a seguire la tua dieta vegana e allo stesso tempo ad assumere comunque il calcio e le proteine di cui il tuo corpo ha bisogno.

www.ingramcontent.com/pod-product-compliance
Lightning Source LLC
Chambersburg PA
CBHW071236020426
42333CB00015B/1497